# BEI GRIN MACHT SICH IHR WISSEN BEZAHLT

- Wir veröffentlichen Ihre Hausarbeit,
  Bachelor- und Masterarbeit

- Ihr eigenes eBook und Buch -
  weltweit in allen wichtigen Shops

- Verdienen Sie an jedem Verkauf

## Jetzt bei www.GRIN.com hochladen und kostenlos publizieren

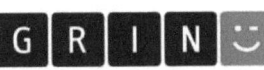

# Mehrwöchige Reha von Schlaganfallpatienten. Was kann Sporttherapie für den Gesundheitszustand leisten?

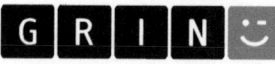

**Bibliografische Information der Deutschen Nationalbibliothek:**

Die Deutsche Nationalbibliothek verzeichnet diese Publikation in der Deutschen Nationalbibliografie; detaillierte bibliografische Daten sind im Internet über http://dnb.d-nb.de abrufbar.

ISBN: 9783346209085
Dieses Buch ist auch als E-Book erhältlich.

# Einfluss einer mehrwöchigen Rehabilitation auf den Gesundheitszustand von Schlaganfallpatienten unter besonderer Berücksichtigung der Sporttherapie

**SiP – Arbeit**

Fachbereich: Personal, Gesundheit und Soziales

Studiengang: Medical Sports and Health Management

# Inhaltsverzeichnis

# Abkürzungsverzeichnis

| | |
|---|---|
| ADL | Activities of daily living |
| AHB | Anschlussheilbehandlung |
| ASS | Acetylsalicylsäure |
| FAC | Functional Ambulation Categories |
| FIM | Functional Independence Measure |
| ICF | International Classification for Functioning and Disability |
| LBT | Laufbandtherapie |
| MTT | Medizinische Trainingstherapie |
| SAB | Subarachnoidalblutung |
| SAE | subkortikale arteriosklerotische Enzephalopathie |
| TIA | transitorisch ischämische Attacke |
| WHO | World Health Organisation |

# 1 Einleitung

Thema dieser Arbeit ist der Schlaganfall und dessen Heilungs- beziehungsweise Vermeidungschancen, betrachtet aus dem medizinischen und therapeutischen Blickwinkel. Der Fokus wurde hierbei auf die Rehabilitationsmöglichkeiten, insbesondere aus Sport- und Bewegungstherapeutischer Sicht gelegt.

Schlaganfall: Eine Erkrankung die wohl bei vielen Menschen Auslöser von Angstgefühlen ist. Jährlich trifft es in Deutschland hunderttausende wie „ein Schlag aus dem Nichts". Das herausreißen aus der gängigen häuslichen Umgebung, die blitzartig auftretende Veränderung der gesamten Lebensumstände und die Einweisung in die Klinik ist für die Betroffenen ein einschneidendes Erlebnis. Schwebt der Patient dann nicht mehr in Lebensgefahr, hat er mit vielen anderen Herausforderungen, wie Lähmungen oder motorischen Defiziten, die je nach Ausprägung unterschiedlich schwer ausfallen können, zu kämpfen. Diese wären zum Beispiel Schwierigkeiten bei der Nahrungsaufnahme, Schluck- und Sprechbeschwerden oder auch Gangunsicherheiten, manchmal sogar ein Verlust der Gehfähigkeit.

Genau um die bestmöglichste Wiederherstellung dieser Folgen eines Schlaganfalls, mitsamt der Reintegration in die Familie, den Beruf und die Gesellschaft geht es in dieser Hausarbeit.

Häufig wird in der Schlaganfalltherapie nur die medizinische, physiotherapeutische, sprach- und ergotherapeutische Behandlung berücksichtigt. Diese Therapieformen haben gerade in der ersten Zeit nach dem Schlaganfall eine hohe Relevanz, doch da die Patienten nach einigen Monaten auf sich alleine gestellt sind, sieht die Sporttherapie ihre Interventionen auch in der pädagogischen Ebene.

Deshalb wird in dieser Hausarbeit der Einfluss von gezielten sporttherapeutischen Maßnahmen auf den Gesundheitszustand von Schlaganfallpatienten untersucht. Davor wird aber erst einmal ein allgemeiner Überblick über das Krankheitsbild Schlaganfall samt seinen Symptomen, Ursachen und Risikofaktoren gegeben und die Interventionsmöglichkeiten bei einem Schlaganfall, einbegreifend der Prävention und Rehabilitationsmöglichkeiten, aufgezeigt.

Das werde ich mit verschiedensten Quellen und meinen Erfahrungen, die ich während meiner zwei Praktika bei der Klinik am Rosengarten und bei den Johanniter Ordenshäusern, welche beide als Schwerpunkt die Behandlung von neurologischen Patienten vorzuweisen haben, durchführen. Für den Schlaganfall habe Ich mich entschieden, weil gerade bei den Johanniter Ordenshäusern viele Schlaganfallpatienten behandelt wurden.

## 2. Das Krankheitsbild des Schlaganfalls

Der Schlaganfall ist der häufigste neurologische Notfall und weltweit die zweithäufigste, in den westlichen Industrienationen die dritthäufigste Todesursache mit steigender Inzidenz. (vgl. Schulz 2011: S.3).

Der Sammelbegriff Schlaganfall, auch genannt Apoplex oder Insult, umfasst also ein recht breites klinisches Syndrom und kann darum nicht als ein einheitlicher neurologischer Befund betrachtet werden (vgl. Füsgen 1995: S.46). Er ist aber dennoch durch gemeinsame Merkmale gekennzeichnet, wie akute Beschwerden, oftmals von einer Sekunde zur anderen. Oder auch durch das Auftreten von charakteristischen neurologischen Symptomen, wie halbseitige Lähmungen, Sprach-, Seh- oder Gefühlsstörungen gehören dazu (vgl. Sitzer 2003: S.19).

Nicht selten führt der Apoplex zu schweren oder bleibenden Behinderungen (vgl. Schulz 2011: S.3), was Einschränkungen auf unterschiedlichen Ebenen, wie z.B der motorischen, kognitiven oder visuellen mit sich bringt.

Kognitive Störungen zeigen sich in einer Apraxie, sprich die Betroffenen können keine komplexen Handlungen, wie das Kochen einer Mahlzeit in der richtigen Reihenfolge nacheinander, mehr durchführen. Auch können Folgen Sprach- und Verständnisstörungen sein, so kann der Geschädigte Probleme bei dem Verstehen und Sprechen, sowie dem Schreiben und auch dem Lesen haben. Häufige, nicht immer auffällige Einschränkungen sind zudem Aufmerksamkeitsstörungen und ein vermindertes Denkvermögen, was wichtige Faktoren, sowohl im Alltag, aber auch im Beruf sind (vgl. Stiftung Deutsche Schlaganfallhilfe o.J.: o.S.).

Nach einem Schlaganfall kann es auch zu visuellen Einschränkungen, wie einem sogenannten Neglect, also Problemen mit der vollständigen Wahrnehmung von Objekten der kontraläsionalen Seite kommen, was sich auf alle Sinne bezieht, häufig mehrere, manchmal sogar alle fünf Sinne gleichzeitig betrifft (vgl. Berg et al.: S.24).

Motorische Störungen zeigen viele Apoplex Patienten durch eine Hemiparese auf. Dazu gehört ein typisches Gangbild, welches durch die Senkung des Vorfußes, sowie die Streckung im Hüft- und Kniebereich beeinträchtigt ist, woraus das Wernicke-Mann-Gangbild mit Anheben der Hüfte, Herumhebeln des gesamten Beines und dem zunächst Aufsetzen des Vorfußes, entsteht (vgl. Berg et al. 2011: S.27). Auch sind Folgen motorischer Störungen häufig akute, aber auch chronischen Schmerzen. Dazu gehören Schulter- Arm Schmerzen, die sich in Schmerzen des paretischen Arms, sprich einem lokalen Schmerz, zentrale Schmerzen und ein komplexes regionales Schmerzsyndrom unterteilen lassen. Des Weiteren gibt es schmerzhafte Extremitätsspastiken, aber auch Kopf- und Rückenschmerzen gehören dazu (vgl. van Schayck 2007: S.159 ff.). Auch Dysphagien (Schluckstörungen) gehören, genauso wie die Beeinträchtigung der Sehfähigkeit, in Bezugnahme auf das Kontrastsehen, die Sehschärfe oder Gesichtsfeldausfälle, wobei gerade letztere beispielsweise im Straßenverkehr zu fatalen Folgen führen können, dazu (vgl. Stiftung Deutsche Schlaganfallhilfe o.J.: o.S.).

Nicht zu vergessen sollte man auch die psychischen Folgen eines Insults. Dazu gehören Persönlichkeits- und Verhaltensänderungen, wie eine niedrige Belastungsgrenze, Stimmungsschwankungen, aber auch Unruhe oder Aggressivität. Ebenfalls kommt es häufig zu Depressionen, die auf das einschneidende Erlebnis eines Schlaganfalls und das eigentliche Ereignis, nämlich die Verletzung im Gehirn, zurückzuführen sind (vgl. ebd.: o.S.).

Je nach Ausprägung und Rückbildung der Symptome eines Insults benutzt man verschiedene klinische Begriffe um die Krankheitsstufen samt zeitlichem Verlauf des Schlaganfalls darzustellen. Heutzutage benutzt man hauptsächlich die Begriffe TIA und vollendeten Insult. Eine TIA, also eine transitorische ischämische Attacke, bildet sich laut früherer Definition innerhalb von 24 Stunden vollständig zurück und wird umgangssprachlich auch als ein „Mini Schlaganfall" bezeichnet. Dies ist allerdings eine veraltete Erkenntnis und durch die zunehmende Professionalisierung der Schnittbildtechnik zeigt sich, dass nach mehr als sechs Stunden langen Insultsymptomen, ein Infarktrisiko von 90% besteht. So gibt es bei 50% der TIA-Patienten Auffälligkeiten des Hirngewebes und bei 20-30% konnte ein eindeutiger Hirninfarkt nachgewiesen werden. Aus diesem Grund kann eine TIA nicht mehr als eine morphologisch reversible Hirnischämie bezeichnet werden und sollte in jedem Fall sehr ernst genommen werden. Ein vollendeter Insult (engl. completed stroke) liegt dann vor, wenn die Symptome mehr als 24 Stunden andauern. Außerdem ist noch von Begriffen wie PRIND (prolongiertes reversibles ischämisches neurologisches Defizit) oder RIND (reversibles ischämisches neurologisches Defizit) die Rede, die Defizite ab 24 Stunden bis 7 Tage beschreiben, diese werden aber heutzutage aufgrund fehlendem Mehrwert in der Informationsbeschaffung nicht mehr benutzt (vgl. Ringelstein, Nabavi 2007: S.23).

## 2.1 Ursachen für einen Schlaganfall

Ein Schlaganfall wird laut Schulz definiert als ein „Schlagartig einsetzendes neurologisches Defizit durch eine zentralvenöse Ischämie (ca. 85%) oder Hämorrhagie (ca. 15%) unterschiedlicher Ätiologie" (Schulz 2011: S.3).

Ischämische Hirninfarkte lassen sich aufgrund der arteriellen Versorgungsgebiete in Territorial-, Grenzstrom- und Endstrominfarkte, sprich Makroangiopathien (Infarkte in großen Gefäßen) und in Mikroangiopathien, also kleinere, wie z.b. lakunäre Infarkte, unterteilen (vgl. Füsgen 1995: S.49).

Ein Territorialinfarkt beschreibt somit die Versorgungsgebiete eines oder mehrer Äste einer Hirnarterie, was oft einen thrombotischen Verschluss oder einen Verschluss durch lokale Gerinnselbildung zur Ursache hat (siehe Abb.1e und f). Ein weiterer Teil des ischämischen Hirninfarktes ist der Grenzstrominfarkt, der sich, wie der Name schon sagt, in der sogenannten „Grenzzone" des Versorgungsgebietes zweier größerer Hirnarterien befindet und meist Folge hochgradiger Verschlüsse oder Stenosen ist und deshalb im distalen, beziehungsweise im Grenzbereich zwischen zwei Arterien liegt (siehe Abb. 1c). Ein Endstrominfarkt hat das Ergebnis einer Einengung kleiner Hirnarterien, welche insbesondere für die Versorgung der Marklagerstrukturen und Stammganglien (Kerngebiete des Endhirns) verantwortlich sind, so bedeutet der Begriff „Endstrom" also, dass sich der Infarkt aufgrund des Druckabfalls hinter der Stenose abspielt und somit im distalen, also im Endbereich manifestiert wird (siehe Abb. 1d). Auch gibt es noch die lakunären Infarkte (siehe Abb.1 a), welche kleine Infarktareale mit einem Durchmesser von unter 2cm sind und auf Verschlüsse und weit fortgeschrittene Stenosen von Arteriolen zurückzuführen sind. Weiterhin können sich diese lakunären Infarkte mit einer ischämischen Schädigung des Marklagers (zentrale weiße Substanz) kombinieren, was als „Untergang der weißen Substanz", medizinisch als Leukoaraoise (siehe Abb.1b) bezeichnet wird. Diese Leukoaraoise wird wiederrum in Kombination mit einem lakunären Infarkt als SAE (subkortikale arteriosklerotische Enzephalopathie) bezeichnet. Alle diese kleinen Infarkte gehören zur Mikroangiopathie (vgl. ebd.: S.49).

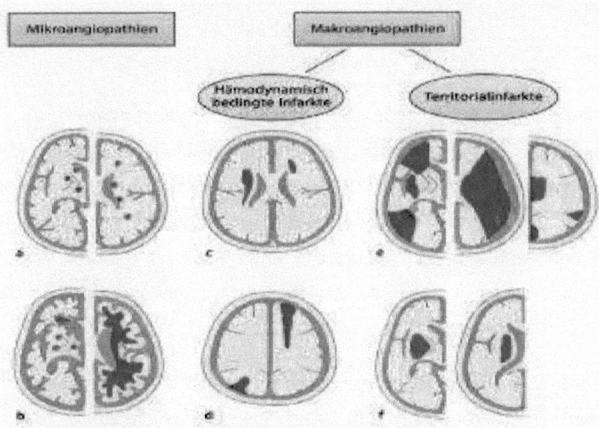

Abbildung 1: (Ringleb et al. 2016: S.200): Schematische Darstellung verschiedener ischämischer Läsionsmuster im Großhirn.

Hämorrhagische Schlaganfälle lassen sich in intrazerebrale und subarachnoidale Blutungen aufteilen (vgl. Sitzer et al. 2003: S.19).

Eine intrazerebrale Blutung versteht sich als eine Blutung innerhalb des Hirngewebes, welche häufig in den Stammganglien, seltener aber auch im Bereich des Großhirnlappens lokalisiert wird oder als infratentorielle Blutung (im Bereich unter dem Kleinhirnzelt) auftreten kann und wobei Hypertonie mit über 80% die häufigste Ursache ist (vgl. ebd.: S.19). Blutungen in die graue Substanz sind meistens klein und lokalisiert, aber insbesondere im Claustrum - Putamen-Bereich (im Bereich des Endhirns) befinden sich häufig ausgedehnte und große Blutungen. Dringt das Blut in das Ventrikelsystem ein, führt dies oft zum Tod (vgl. Füsgen 1995: S.132).

Eine Subarachnoidalblutung (SAB) zeichnet sich dadurch aus, dass Blut in den Subarachnoidalraum, also zwischen die innere und mittlere Schicht der Gewebe, die das Gehirn umgeben, läuft. Ungefähr 40% der Patienten sterben in der ersten Stunde an dieser Erkrankung, die anderen 60% sind hauptsächlich von drei Komplikationen, einmal einer Rezidivblutung, einer Erweiterung der Hirnventrikel und eines Hirninfarktes, aufgrund von Spasmen der Zerebralarterien, bedroht (vgl. ebd.: S.136). Ursache für eine SAB ist in den meisten Fällen das Platzen eines sackförmigen Aneurysmas, also eine Gefäßfehlbildung in der Gefäßwand, welche durch Teilungsstellen an den Arterien entsteht und so leichter dazu führen kann, einzureißen (vgl. Berlit 2014: S.231).

## 2.2 Symptome

Symptome eines Apoplex können ganz unterschiedlich, sowohl in ihrer Art, als auch ihrer Stärke, auftreten. „MRT-Untersuchungen haben [beispielsweise] gezeigt, dass viele bildgebend nachweisbare Hirninfarkte nur flüchtige Symptome aufweisen" (Berlit 2014: S.206). Ein Grund dafür ist die Tatsache, dass dem Sammelbegriff Schlaganfall viele verschiedene Krankheiten zugrunde liegen. Um einen Überblick über die verschiedenen Symptome eines Schlaganfalls geben zu können, werden diese deshalb in verschiedene Bereiche, beziehungsweise Krankheiten, aufgeteilt.

Flüchtige Ischämien lassen sich in den vorderen und hinteren Kreislauf unterscheiden. Im Karotisstromgebiet (vorderer Kreislauf) sind wichtige Symptome kontralaterale Sensibilitätsstörungen oder brachiofazial betonte Paresen und bei betroffen sein der dominanten Hemisphäre, eine Aphasie, was meistens arterio-arteriell embolisch entsteht und in der Regel das gleiche Gefäßterritorium (monosymptomatisch), meist das der A. cerebri media, betrifft. Im vertebrobasilären Stromgebiet (hinterer Kreislauf) kommt es zu Hirnnervensymptomen wie zentralem Schwindel, Dysarthrie, Doppelbilder, flüchtigen halbseitigen Gesichtsfeldausfällen und sensiblen und motorischen Störungen, die beide Arme und Beine, manchmal alternierend, betreffen. Das weist ebenfalls arterio-arteriell-embolische Ursachen auf, diese sind aber polysynaptisch. Das kommt daher, weil die Embolien über die Vertebralis und Basilaris in verschiedene Gefäße gelangen (vgl. Berlit 2014: S.207).

Die Amaurosis fugax, welche Folge einer Thromboembolie aus der A. carotis interna ist, führt zu Sehstörungen und Gesichtsfeldausfällen, bis hin zu kurzzeitigen monookulären Erblindungen, aufgrund der Minderperfusion der A. ophthalmica. Dies kann aber bei subjektivem Wohlbefinden auftreten, weshalb Sehstörungen und Gesichtsfeldausfälle aufgrund der psychischen Ausnahmesituation nur bei der Amaurosis fugax eindeutig objektivierbar sind (vgl. Füsgen 1995: S.72).

Supratentorielle (oberhalb des Kleinhirnzeltes liegende) Hirninfarkte bestehen zum größten Teil aus Media, Anterio- und Posterioinfakten. Ein Mediainfarkt zeichnet sich durch eine kontralaterale brachiofazial betonten Hemiparese mit Hemihypästhesie aus. Wenn die dominante Hemisphäre betroffen ist, tritt zusätzlich eine Aphasie auf. Bei dem Anterioinfarkt kommt es zur kontralateralen beinbetonten sensomotorischen Hemiparese, zur kortikalen Blasenstörung, einem Frontalhirnsyndrom mit Verlangsamung und einer Dyspraxie der Hand bei einer Balkenläsion. Der Posteriorinfarkt ist durch eine homonyme Hemianopsie zur Gegenseite gekennzeichnet, bei rechtsseitigem Infarkt kommt es häufig zu räumlichen

Orientierungsstörungen. Der bilaterale Posteriorinfarkt führt zur kortikalen Blindheit mit intakter Pupillomotorik (vgl. Berlit 2014: S.207 f.).

Hirnstamminfarkte zeigen gekreuzte Symptome, wie zum Beispiel das Wallenberg oder das Locked-in-Syndrom, auf. Bei dem Wallenberg-Syndrom kommt es durch einen embolischen Verschluss der A. inferior posterior cerebelli (PICA) oder der A. vertebralis zu einer kontralateralen dissoziierten Sensibilitätsstörung der Körperhälfte. Ipsilateral kann es zu Hemiataxie, einer Gaumensegelparese, Trigeminussensibilitätsstörung (Sensibilitätsstörung im Bereich des Gesichts), Heiserkeit durch Stimmbandparese oder dem Horner-Syndrom führen (vgl. ebd.: S.209).

Das Horner Syndrom ist eine spezifische, mehrere Augenmuskeln betreffende Nervenschädigung. Sie kennzeichnet sich durch leichtes zurücksinken des Auges in die Augenhöhle, einer Pupillenverengung und das Herabhängen des Oberlides, was aber nicht an beiden Augen gleichzeitig passiert. Außerdem kommt es in einigen Fällen zu einer gestörten Schweißbildung auf einer Gesichtshälfte (vgl. Nonnenmacher 2019: o.S.).

Bei dem Locked-in-Syndrom ist es dem komplett wachen Patienten nur noch möglich, vertikale Blickbewegungen und Lidbewegungen durchzuführen, was seine Ursache im Infarkt zwischen der Brücke in Höhe der Abduszenskerne hat (vgl. Berlit 2014: S.209 f.).

Lakunäre Infarkte können abhängig von ihrer Lage zu schweren fokalen Defiziten führen oder aber auch klinisch stumm bleiben (vgl. Füsgen 1995: S.73). Leitsymptome sind Blasenstörungen, Gangapraxie und vaskuläre Demenz. Außerdem können multiple infrationelle Lakunen dazu führen, dass Symptome wie Pseudobulbärparalyse mit Heiserkeit, Schluckstörungen, Dysarthrie und pathologischem Lachen oder Weinen, auftreten (vgl. Berlit 2014: S.211).

Intrazerebrale Blutungen können bei Stammganglienblutungen Symptome, wie eine sensomotorische Hemiparese, Aphasie und initiale Bewusstseinsstörungen hervorrufen. Lobärblutungen führen hingegen hauptsächlich zu armbetonten Hemiparesen, während infratentorielle Blutungen Gang- und Standataxie, Dysarthrie, Kopfschmerz und Schwindel verursachen (vgl. ebd.: S.221).

Subarachnoidale Blutungen führen zu plötzlichen, heftigen, noch nie erlebten Kopf- und Nackenschmerzen eingehend mit Schweißausbruch, Bewusstseinsstörungen und Erbrechen (vgl. ebd.: S.227).

Den letzten Aspekt auf den noch eingegangen wird, ist das Krankheitsbild der SAE, diese zeichnet sich durch eine Normaldruckhydrozephalus, welche zu Trias Symptomen, wie Demenz, Blasen- und Gangstörungen führt (vgl. ebd.: S.212)

## 2.3 Risikofaktoren

„Süßes Leben! Schöne freundliche Gewohnheit des Daseins und Wirkens- von Dir soll ich scheiden?"

Johann Wolfgang von Goethe

Dieses Zitat von Goethe soll verdeutlichen, dass der Schlaganfall durchaus als Wohlstandskrankheit bezeichnet werden kann. Es ist angenehm das „süße Leben" mit all seinen vermeintlichen Vorzügen zu genießen, aber man muss sich auch mit seinen nicht immer offensichtlichen Nachteilen arrangieren. Die Vorzüge wären zum Beispiel die ungesunde fettreiche Ernährung in den vielen Fast Food Restaurants, der Missbrauch von „sogenannten" Genussmitteln wie zum Beispiel Zigaretten oder Alkohol. Auch die alltägliche Bewegungsfaulheit, da man heutzutage fast alles online oder mit dem Auto erledigen kann, ist ein wichtiger Aspekt. Dies sind alles Gründe, die Auslöser einer Apoplexie sein können. Aus diesem Grund macht es durchaus Sinn, wenn man zwischen den Risikofaktoren eines Schlaganfalls in therapeutisch modifizierbare und therapeutisch nicht modifizierbare unterscheidet.

Zu den gesicherten nicht modifizierbaren therapeutischen Risikofaktoren gehören zum einen das Lebensalter. Als Faustregel kann man sagen, dass sich ab dem 50. Lebensjahr das Schlaganfallrisiko pro Dekade verdoppelt (vgl. Ringelstein, Nabavi 2007: S. 55).

Auch spielen genetische Faktoren in das Risiko einen Schlaganfall zu bekommen, eine Rolle. „Eine positive Familienanamnese (Schlaganfall bei einem Verwandten 1. Grades <60 Jahre) geht mit einem etwa 1,5- bis 2-fach erhöhten Schlaganfallrisiko einher" (Nückel 2013: S.34).

Weitere Faktoren sind die Zugehörigkeit zur lateinamerikanischen oder farbigen Bevölkerung. Hinter diesen letzten beiden Aspekten verbirgt sich vor allem eine genetische Disposition für zerebrovaskuläre Erkrankungen und vermutlich auch Umgebungsfaktoren, wie zum Beispiel Ernährungsgewohnheiten (vgl. Ringelstein, Nabavi 2007: S.55). Auch weist das männliche Geschlecht ein höheres Schlaganfallrisiko als das weibliche Geschlecht auf, was an den hormonellen Unterschieden von Mann und Frau liegt. Aber auch die Tatsache, dass sich prozentual mehr Frauen mit Gesundheitsproblemen und ihrer Prophylaxe auseinandersetzen, könnte, ohne dieses zu verallgemeinern, eine Ursache sein (vgl. Füsgen 1995: S.23 ff.).

Ein letzter Punkt ist die Zugehörigkeit zu einer sozialen niedrigeren Schicht, was bedeutet, dass dort prozentual mehr Raucher und Hypertoniker vertreten sind und das

Schlaganfallrisiko steigt (vgl. Nückel 2013: S.34). Ob dies ein nicht veränderbarer Risikofaktor ist, hat seine verschiedenen Ansichten, was diesen wichtigen Aspekt aber trotzdem nicht schmälert.

Therapeutisch modifizierbare Risikofaktoren sind in jedem Fall die arterielle Hypertonie, welche sowohl bei dem ischämischen Insult, als auch für das hämorrhagische zerebrale Ereignis dominiert: 35-50% der ischämischen Insulte und 60-70% der Hirnblutungen lassen sich auf Hochdruckerkrankungen zurückführen (vgl. Füsgen 1995: S.22). Laut der Definition und Klassifikation von Blutdruckwerten gilt ein Blutdruck ab 140/90 mmHG als manifeste arterielle Hypertonie (vgl. Nückel 2013: S.34). Das Risiko einen Schlaganfall zu bekommen, wird durch die arterielle Hypertonie durchschnittlich um den Faktor 3 bis 5 verstärkt. Ein systolischer Blutdruckwert von 120-129 mmHG führt zu einem 40% Risikoanstieg, wenn man diesen mit Werten niedriger als 120 mmHG vergleicht. Während bei systolischen Werten über 140 mmHg ein dreifaches Insultrisiko gegenüber dem niedrigsten Wert besteht. Bei dem diastolischen Blutwert von 70 mmHG, gibt es schon bei einem Anstieg von 10mmHG ein fast verdoppeltes Risiko an einem Schlaganfall zu erleiden, was auch für die isolierte systolische und die Hypertonie bei älteren Menschen gilt. Auf Grund dieser Erkenntnis, lässt sich die Definition der Blutdruckwerte in Frage stellen, weshalb die WHO (World Health Organisation) differenzierte Klassifikationen hervorgerufen hat, es wird jetzt nämlich in drei hypertensive und in drei normale Blutdruckkategorien unterschieden (vgl. Ringelstein, Nabavi 2007: S.55 f.).

Der Bluthochdruck fördert aus äthiopatogenetischer Sicht atheromatische Gefäßwandprozesse in den großen Arterien, als auch Lipohyalinose der kleinen zerebralen Arterien und Arteriolen in bestimmten Bereichen des Gehirns (vgl. Nückel 2013: S.36). Des Weiteren führt er zu verstärkt potenziell embolisierenden Herzkrankheiten, wie Vorhofflimmern oder koronale Herzkrankheiten (vgl. Ringelstein, Nabavi 2007: S.55 ff.).

Weitere Risikofaktoren für einen Schlaganfall sind Fettstoffwechselstörungen wie der Diabetes mellitus. Er erhöht das Risiko eines Insults je nach Ausprägung um den Faktor zwei bis drei, in Kombination mit einer ausgeprägten Hypertonie erhöht sich das Risiko exponentiell auf den Faktor 10. Im jüngeren und mittleren Lebensalter stellt der Diabetes mellitus sogar das größte Risiko für einen Schlaganfall da, weil die anderen Risikofaktoren in dem Alter noch nicht so ausgeprägt sind. Diabetes kann dazu führen um 10-15 Jahre „zerebrovaskulär vorzualtern", so weisen fast ein Drittel der Schlaganfälle einen manifesten Diabetes oder eine gestörte Glukosetoleranz auf. Hyperinsulinämie und ein erhöhter Blutzuckerspiegel wirken sich wachstumsfördernd auf die glatten Muskelzellen aus, welche wichtig für die stenosierenden Atherome in den hirnversorgenden Gefäßen sind. Eine klare Evidenz, dass der optimale Blutzuckerspiegel zur Reduktion von Schlaganfällen hilft, gibt es aktuell aber noch nicht (vgl. Nückel 2013: S.36). Außerdem gehört zu den wichtigen Risikofaktoren Übergewicht. Durch das Übergewicht werden sowohl andere Risikofaktoren wie Bluthochdruck oder Diabetes mellitus negativ beeinflusst, es zählt aber auch als alleiniger Risikofaktor mit einer zweifachen Risikoerhöhung. Übergewichtig ist man laut einem BMI (Body Mass Index) von 25-29,9 kg/cm² und Adipös ab einem Wert von 30 kg/cm². Ein Risikofaktor der zu Übergewicht führen kann, ist der Bewegungsmangel, der ein zweifachen Risikofaktor für einen Hirninfarkt darstellt (vgl. ebd.: S.37).

Das Vorhofflimmern (VHF) gehört neben dem Diabetes mellitus und der arteriellen Hypertonie zu den wichtigsten Risikofaktoren eines Hirninfarkts. Sogar wenn man alle begleitenden Risikofaktoren eines Schlaganfalls wie das Alter etc. herausnimmt, erhöht das VHF das Schlaganfallrisiko um den Faktor fünf und ist für 20-25% aller ischämischen Schlaganfälle verantwortlich. Ungefähr 1-1,5 Millionen Deutsche, insgesamt sechs Millionen Europäer leiden am Vorhofflimmern, in der Altersklasse der 80-85-jährigen sind 10-15% am VHF erkrankt, was die große Bedeutung des Vorhofflimmerns als Schlaganfallrisikofaktor aufzeigt (vgl. ebd.: S.36 ff.).

Ein weiterer Risikofaktor ist das Rauchen, welche das relative Apoplex Risiko um in etwa das Doppelte erhöht (vgl. ebd.: S.37). „Das Risiko des Insults steigt mit der Anzahl der täglich gerauchten Zigaretten. In der Framing-Studie war das relative Risiko schwerer Raucher (über 40 Zigaretten pro Tag) zweimal höher als bei leichten Rauchern (unter 10 Zigaretten pro Tag)" (Füsgen 1995: S.39). Was eindeutig die Bedeutung des Rauchens als alleinstehenden Risikofaktor darstellt (vgl. ebd.: S.39).

Zwischen dem Schlaganfallrisiko und dem Genuss von Alkohol besteht eine J-förmige Beziehung: Der Genuss weniger Alkoholmengen stellt kein großes Risiko dar, übermäßiger Alkoholkonsum kann hingegen zu Gerinnungsstörungen, Kardiomyopathie mit Arrhythmien und erhöhtem Blutdruck führen (vgl. Nückel 2013: S.37).

# 3. Interventionsmöglichkeiten bei einem Schlaganfall

Der Schlaganfall ist genau wie der Herzinfarkt ein medizinischer Notfall. Bereits ein Schlaganfallverdacht sollte sehr ernst genommen und sofort zu einer Einweisung in eine Schlaganfallstation (Stroke Unit) führen (vgl. Berlit 2014: S.213). Denn Schlaganfälle können zu einer großen Bandbreite an Behinderungen führen. Ein Insult kann sich dramatisch auf die mentale und psychische Aktivität auswirken, so hat jeder Schlaganfall einschneidende Konsequenzen für die Lebensqualität des Betroffenen, was nicht selten auch wirtschaftliche und vor allem soziale Folgen nach sich zieht (vgl. Füsgen 1995: S.139).

Aus diesem Grund sind Interventionsmöglichkeiten bei einem Schlaganfall enorm wichtig, was schon bei den präventiven Möglichkeiten, die jeder Mensch selbst in der Hand hat, anfängt. Ist es allerdings zu einem zerebrovaskulären Ereignis gekommen, ist die Sekundärprävention absolut notwendig. Ein anderer Baustein der Schlaganfallintervention, die in diesem Kapitel aufgezeigt wird, sind natürlich die rehabilitativen Möglichkeiten. Die Rehabilitation versucht mit Hilfe von verschiedensten Disziplinen, die bestmöglichste Wiederherstellung des Gesundheitszustands des Patienten zu erreichen.

## 3.1 Präventive Möglichkeiten

Allgemeine Präventionsfaktoren für einen Schlaganfall bilden ohne Zweifel das Übergewicht und der Bewegungsmangel. Das Übergewicht ist hierbei direkt mit den Pathomechanismen des „metabolischen Syndroms", also der arteriellen Hypertonie, der Fettstoffwechselstörung, Adipositas und dem Typ- 2 -Diabetes, welche unter den Risikofaktoren bereits beschrieben wurden, verknüpft (siehe 2.3). Im Zentrum des Metabolischen Syndroms steht die Insulinresistenz mit konsekutiver Hyperinsulinämie. Großer Bestandteil des Hyperinsulinismus ist Adipositas. Aus diesem Grund zeigt sich, dass Glukosetoleranz mit zunehmendem Übergewicht pathologisch ausfällt und so in enger Beziehung zu den anderen Risikofaktoren des Schlaganfalls steht: Drei Viertel aller Diabetiker, die Hälfte aller Hypertoniker und fast alle Menschen mit Fettstoffwechselstörungen sind übergewichtig. Denn Gewichtsreduktion und regelmäßige Bewegung sind wichtige Bestandteile der Prävention von Schlaganfällen (vgl. Füsgen 1995: S.18).

Weiterhin unterscheidet man im Rahmen der Prävention zwischen primärer und sekundärer Prävention oder auch Prophylaxe. Hauptbestandteil der Primärprävention ist die Umsetzung der Allgemeinmaßnahmen, welche aber auch nach einem Schlaganfall in der Sekundärprävention zur Verhinderung eines neuen Insults nicht vergessen werden sollten (vgl. Schrader, Lüders 2011: S.2045). „Dabei ist Primärprävention nicht als kurzdauernde Akut-, sondern als langwährende Dauertherapie zu verstehen" (Füsgen 1995: S.19). Eine medikamentöse Therapie richtet sich nach dem Gesamtprofil des Patienten und zielt hauptsächlich auf eine antihypertensive Therapie ab. Bei einem Patienten mit Diabetes oder Endorganschäden wird schon bei leichtem Bluthochdruck sofort eine blutdrucksenkende Therapie empfohlen, während man sonst ohne Risikofaktoren belastete Patienten erstmal auf die Allgemeinmaßnahmen hin beobachtet (vgl. Schrader, Lüders 2011: S.2047).

Patienten nach einem Schlaganfall, die sich jetzt also in der Sekundärprävention befinden, weisen ein sehr hohes Risiko auf, erneut einen Schlaganfall zu bekommen, wobei das Risiko in den ersten Tagen nach dem Ereignis am höchsten ist. Die kumulierten Wahrscheinlichkeiten wieder ein Schlaganfallrezidiv zu bekommen, betragen nach einem Jahr 8-15%, nach 5 Jahren 30-70% und nach 10 Jahren ungefähr 55% (vgl. ebd.: S.2047). Weshalb es hauptsächlich darum geht, mit Hilfe von verschiedensten Maßnahmen, meist medikamentöse, dieses Risiko zu senken (vgl. Sarikaya, Arnold 2015: S.11).

In dem frühen Stadium nach einem Insult wird die Prognose für den Patienten maßgeblich durch mögliche Komplikationen infolge der Störung elementarer Hirnfunktionen beeinflusst (vgl. Knecht et al. 2011: S.601). So setzt man auf die Verabreichung von Acetylsalicylsäure (ASS). Dies sollte aber nicht in den ersten 24 Stunden während, beziehungsweise vor einer Lysetheraphie verabreicht werden, außerdem soll der Blutdruck nicht gesenkt und es wird ein Statin zur Plaquestabilisierung empfohlen. Im weiteren Verlauf geht es in erster Linie um die Korrektur von bestehenden Gefäßrisikofaktoren (vgl. Nückel 2013: S.214).

Dazu werden verschiedene Medikamente eingesetzt, die wichtigsten sind Antithrombotika, Antihypertensiva, Lipidsenker und Antidiabetika (vgl. Sarikaya, Arnold 2015: S.11 f.).

Unter die Antithrombotika fällt die Acetylsalicylsäure, deren Nutzen unbestritten, aber eine niedrige Erhaltungsdosis von 100mg wegen gastrointestinalen Nebenwirkungen empfehlenswert ist. Eine Clopidogrel Monotherapie ist gerade für Patienten mit Hirnschlag oder Herzinfarkt sowie Diabetes mellitus oder einer ASS Intoleranz eine gute Alternative. Eine weitere sinnvolle Therapie ist die Kombination von ASS und Dipyridamol, welche eine Überlegenheit gegenüber einer ASS Monotherapie aufweist, was durch zwei große Studien belegt wurde. Allerdings kommt es durch Dipyridamol häufig zu Kopfschmerzen (vgl. ebd.: S.10).

Die Wahl der Antihypertensiva sollte sich an den Begleiterkrankungen des Patienten orientieren, an oberster Stelle steht hier die effektive Blutdrucksenkung, denn der Bluthochdruck stellt den mit Abstand wichtigsten, aber dennoch behandelbaren Risikofaktor dar. Trotzdem scheinen Kalziumkanalblocker laut Studienlange leicht überlegen zu sein, was vermutlich mit der signifikanten Senkung des zentralen Blutdrucks zu tun hat (vgl. ebd.: S.11).

Lipidsenker wie Statine haben einen festen Platz in der Sekundärprävention von Schlaganfällen. Sie reduzieren das Infarktrisiko proportional zur Senkung des LDL-Cholesterin Spiegels und dass fast unabhängig von dem ursprünglichen Ausgangswert. Fibrate, Nikotinsäurederivate und Ezitimib hingegen reduzieren das Schlaganfallrezidivrisiko laut Studienlage nicht signifikant (vgl. ebd.: S.12).

Diabetes mellitus ist hauptsächlich auf die zerebrale Mikroangiopathie bei lakunären Infarkten zurück zu führen. Antidiabetika wie Metformin weisen laut Datenlage einen positiven Effekt auf, während Insulin oder Sulfonylharnstoffe eher zur mikroangiophatischen Reduktion, nicht der eines Hirninfarktes, beiträgt (vgl. ebd.: S.12).

## 3.2 Rehabilitative Möglichkeiten

Die Rehabilitation eines Schlaganfalls wird in verschiedene Behandlungsformen unterteilt, zum einem gibt es die Akut- und Frührehabilitation, die AHB (Anschlussheilbehandlung) und die Nachsorge im Anschluss an die meist stationäre Therapie. An diesem Prozess arbeitet ein interdisziplinäres Team aus u.a. Pflegern, Ärzten, Physiotherapeuten, Sporttherapeuten, Neuropsychologen, Ergotherapeuten und Logopäden. Die Rehamaßnahmen sollten so schnell wie möglich eingeleitet werden und sich im Idealfall direkt an die akutmedizinische Versorgung anschließen. Wichtig zu sagen ist außerdem, dass eine Rehamaßnahme ein Zusammenspiel aller beteiligten Therapeuten nach einem einheitlichen Konzept sein soll (vgl. Bölle 2005: S.47 ff.).

Im Folgenden werden die Aufgaben der Logopäden, der Ergotherapie und des Arztes bereits im vorweg beschrieben, um die Leseflüssigkeit des Textes zu gewährleisten.

Der Arzt hat während einer Rehabilitation die Aufgabe der Koordination und Verordnung der Therapien, sei es medikamentös, operativ oder therapeutisch. Aber auch die Angehörigen über das Krankheitsbild und deren Verlauf zu informieren, zählt zu seinen Aufgaben (vgl. Bölle 2005: S.51).

Die Aufgaben der Ergotherapie orientieren sich eher am Funktionsdefizit und versuchen so aus handlungsorientierter Sicht die Funktionsfähigkeit des Patienten zu verbessern. Sie möchte also auf den verbleibenden Ressourcen aufbauen, trägt zu einer Verbesserung des neuropsycholgischen Defizits, der kognitiven Fähigkeit und dem Selbsthilfetraining (Wasch- und Anziehtraining etc.) bei (vgl. ebd:S.55 f.).

Logopäden diagnostizieren und verbessern Krankheiten wie zum Beispiel Aphasien, Dysphonien, Dysarthrien oder Sprachstörungen bei Demenz. Die Verbesserung von Krankheitsverläufen ist gerade am Anfang sehr wichtig, da es zu diesem Zeitpunkt um lebenswichtige Funktionen, wie die Nahrungsaufnahme geht. Um zu überprüfen, ob eine Aphasie vorliegt, wird bei dem Patienten zum Beispiel der Aachener Aphasie-Test (AAT) durchgeführt (vgl. Dölken, Becker 2010: S.95).

Nach dem Phasenmodell der Bundesarbeitsgemeinschaft für Rehabilitation, wird der Rehabilitationsverlauf in fünf verschiedene Versorgungsphasen eingeteilt. Zum einem gibt es die Phase A, die der Notfallbehandlung auf der Stroke Unit entspricht. Die Behandlungs- und Rehabilitationsphase B braucht eine hohe notfallmedizinische Behandlung und stellt die Frührehabilitation dar (vgl. Knecht et al. 2011: S.601).

In der Phase C können die Patienten langsam schon an das eigenständige Mitarbeiten herangeführt werden, es ist trotzdem noch eine pflegerische und kurativmedizinische Behandlung nötig, während Phase D den Abschluss der Frühmobilisation, welche der Anschlussheilbehandlung entspricht, darstellt. Die Phasen E und F betreffen die berufliche Wiedereingliederung und die dauerhaften unterstützenden Maßnahmen (vgl. ebd.: S.601).

Für die motorische Rehabilitation spielt Krankengymnastik, welche stufenweise von einem Transfer des gelernten von motorischen Aufgaben, auf die nächste geht, eine große Rolle. Hier gibt es verschiedene Konzepte, wie das Bobath oder Vojta Konzept, die sich in ihrer Effektivität aber kaum voneinander unterschieden (vgl. ebd.: S.602). Zu Beginn der Rehabilitation geht es zunächst darum, gelähmte Extremitäten regelmäßig durchzubewegen, was zur Tonus Minderung, beziehungsweise bei Patienten mit schlaffen Lähmungen, zu einem Spannungsaufbau in den Muskeln führen soll. Die Aufmerksamkeit des Kranken wird schon frühzeitig auf die betroffene Körperseite gelegt, was durch Umlagern, Aufsetzen, Sichtkontrolle durch den Patienten selbst und regelmäßiger Stimulation geschieht (vgl. Füsgen 1995: S.105).

Auch das Pflegepersonal hat in dieser Phase einen hohen Stellenwert. Aufgaben und Ziele, welche sich mit denen der Krankengymnastik zum Teil überschneiden, sind: Darauf zu achten, den Patienten aus einer liegenden, passiven in eine aktive, sitzende Position zu bringen. Die Vermeidung von Infektionen (Harnwegsinfektionen oder Pneumonien), Aufrechterhaltung der Nahrungsaufnahme und Flüssigkeitszufuhr, sowie die psychologische Zuwendung durch die tägliche Pflege (vgl. Bölle 2005: S.51 f.).

Im weiteren Verlauf der motorischen Rehabilitation, welche die Steh- und Gang Rehabilitation, aber auch die Rehabilitation der Arm- und Handfunktion beinhaltet, gilt besonders bei der Rehabilitation des Gehens eine möglichst schnelle Mobilisierung über die Bettkante hinaus, weil sich so eine signifikant bessere Funktionserholung zeigt (vgl. Knecht et al. 2011: S.603).

Anschließend sollte der Transfer in den Rollstuhl, samt umsetzen geübt und nachdem das klappt, ein Gangtraining, am besten mit extra dafür konstruierten Maschinen, die den Therapeuten aber nicht ersetzen, sondern unterstützen, erfolgen (vgl. ebd.: S.603).

Eine Parese der oberen Extremitäten tritt sehr häufig (in ca. 80% der Fälle) auf, die Aufgabe der Funktionstherapeuten ist es, mit Hilfe von Gruppen- oder Einzeltherapien, die bei den nicht so stark betroffenen Patienten beginnenden Funktionen zu trainieren und Methoden zur Alltagsbewältigung beizubringen. Das erfolgt auf besonderer Berücksichtigung der Kraft, Koordination und Geschwindigkeit. Stärker betroffene Patienten hingegen, bei denen der Zustand nach vier bis sechs Wochen unverändert zeigt, können höchstens passiv mobilisiert und richtig gelagert werden, was zu einer Schmerzreduktion führt. Ob eine funktionelle Therapie noch Sinn ergibt, zeigt sich fragwürdig. So liegt die Wahrscheinlichkeit der Wiederherstellung der Alltagsrelevanten Handfunktionen nach sechs Monaten bei 5% (vgl. ebd.: S.603).

Ein weiterer wichtiger Aspekt der Rehabilitation ist die neuropsychologische Funktionserholung, welche sich auf das Bewusstsein, die Aufmerksamkeit, das Gedächtnis und die Planung bezieht. Auch hier kommt es besonders auf den Faktor Zeit und ein gestuftes Training an. So erleidet jeder dritte Schlaganfallpatient eine Aphasie, wovon es ungefähr bei zwei Drittel zu Sprachstörungen kommt, weshalb ein Logopädisches Training besonders wichtig ist (vgl. ebd.: S.604). So „verbessert eine logopädische Therapie von mindestens fünf Stunden in der Woche, im Gegensatz zur spontanen Erholung, signifikant die Funktionen" (Knecht et al. 2011: S.604).

Allerdings muss darauf geachtet werden, dass Training regelmäßig fortzuführen, da Funktionsverbesserungen sich meist auf den trainierten Bereich begrenzen (vgl. ebd.: S.604).

Die Intention einer Reha ist die Eigenständigkeit und im besten Fall die komplette Reintegration der Patienten in den Alltag. Aufgrund dieser Aspekte hat die motorische Rehabilitation lange keinen so hohen Stellenwert, wie die kognitive, da Aufmerksamkeit und Gedächtnisstörungen häufig stark autonomiebegrenzend sind. Am Ende einer Rehabilitation können ca.40% der Schlaganfallpatienten wieder ihrer Arbeit nachgehen (vgl. ebd.: S.604).

## 4. Sporttherapie nach einem Schlaganfall

Die Sport- und Bewegungstherapie hat einen wichtigen Einfluss in die Rehabilitation von Schlaganfallpatienten. Zwar greift diese nicht sofort zu Beginn des Krankheitsverlauf ein, wird im weiteren Verlauf, nämlich für die AHB und besonders die Nachsorge, immer wichtiger. Mein Praktikum habe ich in den sporttherapeutischen Abteilungen der Johanniter Ordenshäuser und der Klinik am Rosengarten absolviert. Die Rehabilitationsmethoden, beziehungsweise Sportangebote aus den beiden Kliniken werden als Beispiel fungieren, wenn die wichtigsten Aspekte der Sporttherapie für die Schlaganfallrehabilitation aufgezeigt werden. Zuerst wird aber ein Überblick über das ICF-Modell gegeben, da diesem Modell, besonders für die Schlaganfallrehabilitation, gerade in der Sporttherapie, eine große Bedeutung zu Teil wird.

Das ICF-Modell (International Classification of Functioning and Disability) ist ein übergreifendes Bio-psycho-soziales Konzept der WHO. Es sagt aus, dass der Patient samt seiner Behinderung und Funktionsunfähigkeit nicht bloß Folge der Auseinandersetzung mit seinen Gesundheitsproblemen, sondern auch Folge oder Ergebnis ganzheitlich Betrachteter Faktoren, wie seiner Umwelt und den personenbezogenen Faktoren (Kontextfaktoren) ist. Es verdeutlicht mit Hilfe multipler Wechselwirkungen, dass eine Beeinträchtigung kein statisches Merkmal, sondern ein dynamischer Prozess ist, was sich zum Beispiel durch die Verbesserung und den Ausgleich einer beeinträchtigten Teilhabe (Partizipation), der Förderung verbliebener Fähigkeiten oder der Körperstruktur und Funktionsschädigungen, sowie der Verbesserung und Kompensation beeinträchtigter Aktivitäten zeigt (vgl. BAR o.J.: o.S.).

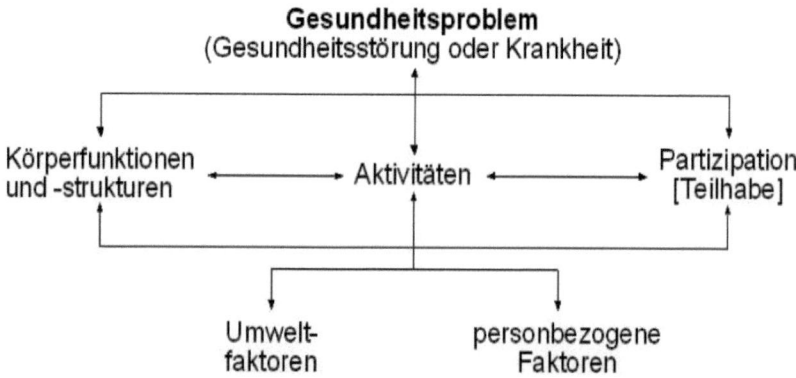

Abbildung 2: (DIMDI o.J.: o.S.): Wechselwirkungen zwischen den Komponenten der ICF.

Für sporttherapeutische Maßnahmen bedeutet das, diese Mittel gezielt einzusetzen, damit diese Faktoren und Bereiche bestmöglich erfüllt werden können, was im Folgenden durch ein Patientenbeispiel aus meinem Praktikum bei den Johanniter Ordenshäusern, dargestellt wird.

Funktionsfähigkeit, einbegreifend Körperfunktionen, Körperstrukturen, Teilhabe und Aktivitäten, drückt aus, dass eine kranke Person, trotz Krankheit, all das im vollen Umfang so ausführt, beziehungsweise ausführen kann, wie es von einem gesunden Menschen erwartet wird (vgl. BAR o.J.: o.S.). In Bezugnahme auf die Körperfunktionen und Strukturen meines Patienten, zeigt sich, dass er nach einem rechtsseitigen ischämischen Hirninfarkt mit Problemen seiner linken Körperhälfte zu kämpfen hat, was hauptsächlich an der schlechten Beweglichkeit und Muskelkraft lag. Außerdem konnte man eine starke Muskelatrophie der oberen Extremitäten sehen. Das führte dazu, dass der Patient, auf die Aktivitäten bezogen, Schwierigkeiten beim Duschen und dem Anziehen hatte. Auch erzählte er, dass er früher gerne mit seiner Familie gekocht und gerne Freunde zum Essen eingeladen hat, was ihm jetzt große Schwierigkeiten bereitet, und zur Teilhabe gehört. In der Sporttherapie wurde versucht, mit Hilfe verschiedenster Trainingsmöglichkeiten, wie der Medizinischen Trainingstherapie (MTT) oder dem Ergometerfahren die funktionellen Defizite zu verbessern, damit er die Faktoren der Funktionsfähigkeit wieder besser ausleben konnte.

Kontextfaktoren beschreiben, ob und inwiefern ein selbstbestimmtes Leben durch funktionelle Beeinträchtigung erschwert werden kann. Sie setzen sich aus personellen und Umweltfaktoren zusammen (vgl. BAR o.J.: o.S.). Umweltfaktoren wären im Bezug auf den Patienten, zum einen, dass dieser bestmöglich von seiner Familie unterstützt wurde. So bekam er viel Unterstützung von seiner Frau und seinen Kindern, beispielweise beim Essen oder dabei, zu verschiedensten Terminen gefahren zu werden. Auch das Reha Team, wie der Arzt, der ihm Medikamente gegen Hypertonie aufschrieb oder die Sporttherapie, in der er verschiedenste Sportangebote durchführte und immer wieder Mut zugesprochen bekam, gehört zu den Umweltfaktoren.

Der Patient war 48 Jahre alt und arbeitete vor seinem Insult als Sozialarbeiter, hatte eine Hypertonie und wirkte sehr motiviert, dass bestmöglichste für seine Genesung zu tun, was zu den personenbezogenen Faktoren gehört.

## 4.1 Möglichkeiten der motorischen Intervention

Möglichkeiten der motorischen Intervention beginnen in der postakuten AHB, die meistens stationär, aber auch teilstationär oder ambulant erfolgen kann. Diese sollte nach Möglichkeit sofort, spätestens aber innerhalb von zwei Wochen nach der Entlassung aus dem Akutkrankenhaus beginnen. Die AHB sollte in speziell dafür entwickelten, möglichst wohnortnahen Einrichtungen stattfinden, damit das soziale Umfeld mit eingezogen werden kann (vgl. Bölle 2005: S.59).

Sporttherapeutische Interventionen werden bei Apoplex Patienten durch Übungen, die auf denen der Physio- und Ergotherapeuten aufbauen, durchgeführt. Es geht um das allgemeine Herz-Kreislauf Training. Im Zentrum steht jedoch eine ganzheitliche sensomotorische Konditionierung, die als Schwerpunkt die Geschicklichkeit, sowie die Stabilisierung der Halte- und Stützmotorik beinhaltet. Dazu gehören zum Beispiel Schwimmübungen oder Koordinations- und Geschicklichkeitstrainings, die in kleinen modifizierten Spielformen angeboten werden (vgl. Schüle 1999: S.34).

Die Worte Gedächtnis und Bewegung spielen nach einem Hirninfarkt eine große Rolle. Da unser Gehirn in Bildern denkt, sollte darauf geachtet werden, eine sachliche Information mit einer Bewegung oder Emotion zu verknüpfen (vgl. Berg et al. 2011: S.24). Aufgrund der Komplexität des Gehirns, ist das Wiedererlernen und Kompensieren von Funktionen nach einem Schlaganfall durchaus möglich (vgl. Knecht et al. 2011: S.601).

Diese Gehirngewebsrestitution bedeutet im Detail, dass sie durch plastische Adaption während der Interaktion mit der Umwelt passiert. So werden zum Beispiel in der Sehrinde Tast- und Sprachinformationen verarbeitet (vgl. ebd.: S.601). Oder wenn beispielsweise aufgrund von Blindheit konkurrierende visuelle Reize fehlen, es dazu führt, dass diese Informationen anders vernetzt und somit vom Gehirn als relevanter eingeschätzt werden. Wenn es also durch einen Schlaganfall zur Störung von motorischen und sensorischen Feldern gekommen ist, können diese durch das Ansprechen vieler Sinne wieder neue Informationen abspeichern (vgl. Berg et al. 2011: S.24).

Das ist Grundlage der oft langwierigen Erholungen von zum Beispiel Aufmerksamkeit oder Bewegungen (vgl. Knecht et al. 2011: S.602)

Bei sporttherapeutischen Spielformen und Bewegungsübungen gilt zu beachten: Die sensorischen und motorischen Felder für die linke Körperseite befinden sich in der rechten Gehirnhälfte und umgekehrt. Dies hat seine Grundlage in den kreuzenden Nervenbahnen im Gehirn. In der sogenannten Pyramidenbahn, verläuft der Großteil der sensorischen und motorischen Nervenfasern von der rechten Hirnhälfte und kreuzt auf die linke Seite des

Rückenmarks. Umgekehrtes gilt für die Fasern der linken Hirnhälfte, diese verlaufen über die Pyramidenbahn durch Kreuzen auf die rechte Seite des Rückenmarks. Dieses erklärt, dass eine Schädigung in der rechten Gehirnhälfte beispielsweise zu Paresen der linken Körperseite führt (vgl. Mayer o.J.:o.S.) Zahlen, Fakten und Listen befinden sich zum Großteil in der linken Gehirnhälfte, während es in der rechten eher um Kreativität, Emotionen und Bilder geht. Des Weiteren gilt es Sprachstörungen, Hemiparesen und Neglectpatienten zu beachten. Bei diesen Patienten müssen Inhalte in den Sportgruppen gewählt werden, die eine Überkreuzkoordination trainieren und nach Möglichkeit viele Sinne ansprechen (vgl. Berg et al.: S.24).

So wurden an meinem Praktikumsplatz bei den Johanniter Ordenshäusern auf dieser Grundlage beispielsweise in einer „Koordinationsgruppe" verschiedenste Übungen mit den unterschiedlichsten Hilfsmitteln, wie Koordinationsleitern, Bällen oder Ringen durchgeführt. Diese konnte dann noch einmal spezialisiert werden, da dort zu Anfang eine „Einführungsstunde" durchgeführt wurde, bei der vom Therapeuten eine Unterscheidung zwischen fortgeschrittenen und noch nicht so weit fortgeschrittenen Patienten gemacht wurde. Ob jemand als fortgeschritten galt, wurde daran festgemacht, wie gut seine sensomotorischen Fähigkeiten nach dem Insult waren, indem man nach dem Schwierigkeitsgrad aufeinander aufbauende Übungen stellte und beobachtete, wie die einzelnen Patienten das meisterten. Im weiteren Verlauf hatte man dann die „Koordinationsgruppe A" und die „Koordinationsgruppe B" und konnte somit noch individueller und gezielter mit den Patienten arbeiten.

Auch gab es sowohl in der Klinik am Rosengarten, als auch bei den Johanniter Ordenshäusern ein großes Angebot an speziellen neurologischen Wassersportgruppen, wo ebenfalls mit Hilfe von Nudeln, Schwimmbrettern etc. die Koordination und Geschicklichkeit, aber natürlich auch die Ausdauer der Schlaganfallpatienten im Element Wasser geschult wurde.

In beiden Kliniken meines Praktikums wurde ebenfalls viel Wert auf das Gangbild von Schlaganfallpatienten gelegt. Aus diesem Grund wird hier die Laufbandtherapie (LBT) zum Training zur Verbesserung der Gehfähigkeit benutzt, was sich zu einem wichtigen Therapieansatz der Gangrehabilitation für Menschen mit erworbenen Hirnschäden etabliert hat. Für eine erfolgreiche LBT ist besonders die Körpergewichtsentlastung von großer Bedeutung (vgl. Herterich et al. 2004: S.137). So wurde in einer Studie von Hesse et al., das gehen auf dem Laufband von hemiparetischen Patienten mit Körpergewichtsentlastung mit dem Gehen auf dem Boden verglichen. Der Patient auf dem Laufband zeigte neben einer längeren Standbeinphase des betroffenen Beins, ein symmetrischeres Gangbild, ein verbessertes Gleichgewichtsverhalten, sowie eine geringere Plantarflexorenspastik gegenüber dem Patienten, der auf dem Boden ging, auf (vgl. Hesse et al. 1997).

Eine andere Studie, bei der es nur um die Laufbandtherapie mit Körpergewichtsentlastung ging, wurde zur Verbesserung der Gehfähigkeit und der sich daraus ergebenden Verbesserung in den Aktivitäten des täglichen Lebens (ADL) durchgeführt. So wurden 30 Patienten mit einem Altersdurchschnitt von 68 Jahren (46-82 Jahre), mit einem ischämischen Hirninfarkt mit Voraussetzungen, wie der Gehunfähigkeit nach dem Functional Ambulation Categories (FAC) Wert 0-2(0: gehen nicht möglich, 1: ständige Unterstützung mit Gewichtsübernahme notwendig, 2: ständige Unterstützung für Gleichgewicht und Koordination nötig) gesucht. Außerdem war das Fehlen gangrelevanter Kontrakturen, genügend Motivation, Kooperation und Virgilanz, sowie motorischen Auswahlkriterien wie ein freier Sitz, und palpierbaren Muskelfunktionen der Hüftgelenksabduktoren, -extensoren und Knieextensoren des betroffenen Beins Voraussetzung. Des Weiteren sollte das Krankheitsereignis nicht länger als ein Jahr bis zum Beginn der LBT her sein, es wurden aber auch, zur Ausschließung einer Spontanremission nur Probanden ausgewählt, bei denen das Krankheitsereignis mindestens 4 Wochen her ist (vgl. Heterich et al. 2004: S.138).

Die Gehfähigkeit wurde mit der FAC Skala und dem Rivermead Motor Assesment gemessen, der 13, vom Schwierigkeitsgrad immer steigernde Aufgaben, beinhaltete. Orthesen, wie eine Peronaeusschiene waren erlaubt, Hilfsmittel wie Unterarmgehstützen oder ein Handstock aber nicht. Die Überprüfung im ADL- Bereich erfolgte mit den motorischen Items des Barthel Index (2-4: Mobilität, Transfer, Treppe auf-/ abgehen) und der FIM (Functional Independence Measure) Skala (3 und 4: Transport und Fortbewegung). Die Probanden wurden 5mal die Woche a 30 Minuten, durchschnittlich 6,6 Wochen lang, therapiert. Ergebnis der Untersuchung war, dass die Patienten in dem Barthel Index, in der motorischen Skala Rivermead Motor Assessment, als auch der FIM Skala signifikante Verbesserungen aufweisen konnten. Auch die Gehfähigkeit konnte innerhalb der FAC von 87% der Patienten verbessert werden, die selbstständige Gehfähigkeit ohne Hilfsmittel erreichten 60% der Patienten (vgl. ebd.: S.138 ff.).

Um Schmerzen die bei einem Schlaganfall auftreten zu lindern gibt es medikamentöse, aber auch nicht medikamentöse Möglichkeiten. Die nicht medikamentösen Möglichkeiten betreffen auch sporttherapeutische Maßnahmen, wie aktive Bewegungstherapien mit oder ohne Geräte, was zu gezielter Funktionsverbesserung der paretischen Extremitäten und Stabilisation des Rumpfes im Sitzen und stehen führen soll. Außerdem soll so die Mobilität und die durch den Schlaganfall gestörten Funktionen verbessert werden (vgl. van Schayck 2007: S.159 ff.).

Was zu einem wichtigen Bestandteil der Sporttherapeutischen Einrichtungen meiner Praktikumsstellen, der MTT führt, welches als gezieltes körperliches Training zur Behandlung von Erkrankungen und Verletzungen zum Zweck der Rehabilitation unter fachlicher Aufsicht verstanden werden kann. Diese wurde einmal in verschiedenen Gruppen, in der Kräftigungsübungen mit verschiedenen Hilfsmitteln, meist auf der Matte, durchgeführt wurden, gemacht. Aber es gab auch die MTT mit Hilfe von Trainingsgeräten, dort wurden drei bis vier Patienten gleichzeitig von einem Therapeuten behandelt, wo für jeden Patienten ein Anamnesebogen erstellt und eine Reha Ziel formuliert wurde. Aufgrund dieser Daten wurde anschließend ein exakt auf den Patienten abgestimmter Trainingsplan erstellt. Außerdem wurde darauf geachtet, dass die Patienten die Übungen technisch korrekt ausführen und während des Gerätetrainings keine Pressatmung machen, besonders wenn Diagnosen wie eine SAB in Verbindung mit einer arteriellen Hypertonie in der Patientenakte stand.

Die Behandlungsabläufe wurden jede Trainingseinheit, die zwei bis drei Mal in der Woche stattfand, in der Patientenkarte dokumentiert. So konnte man am Ende der Reha genauestens die, falls erreichte, Progression der Patienten sehen.

Ein weiterer Bestandteil der Sporttherapien beider Abteilungen war das Herz-Kreislauf Training der aeroben Ausdauer mittels Ergometer, aber auch auf dem Laufband und dem Oberkörperergometer, sowie, falls möglich, mit verschiedensten Outdoor Ausdauertrainingsmöglichkeiten, wie Nordic Walking oder Wandern und Terraintraining (langsames spazieren gehen), die sich zwischen den beiden Kliniken unterschieden haben. Bei dem Ergometer Training in der Klinik am Rosengarten wurde für jeden neuen Patienten mit der in dieser Klinik verwendeten Formel, die lautete: 170- (Lebensalter)/2 - 10 Punkte bei Blutdruckmedikamenten, ein sogenannter Maximalpuls ausgerechnet. Anschließend wurde ein mittles Kabel am Ergometer befestigter Chip am Ohr befestigt, um den Puls des Patienten messen zu können. Der Maximalpuls wurde dann in einem speziellen Programm auf dem Ergometer eingegeben und es begann zu piepsen, als dieser Wert überschritten wurde. Das sollte verhindern, dass der Druck im Kopf nicht zu hoch wird, was bei den Krankheiten des Schlaganfalls, beispielsweise besonders bei intrazerebralen Blutungen, sehr sinnvoll ist. Dieses Training wurde in der Regel zwei bis drei Mal pro Woche durchgeführt.

Dieses Training weist viele Vorteile auf, wie logischerweise das Training der allgemeinen Kondition und der kardiopulmonalen Belastbarkeit auf (vgl. Mehrholz 2012: S.179), „denn in der Therapie gilt seit fast 100 Jahren: Erhöhter Anspruch verbessert die Funktion" (Mehrholz 2012: S.179).

Das kann ebenfalls mit verschiedenen Studien belegt werden, so wurde in einer Metaanalyse, welche randomisierte Studien zum Fitnesstraining nach einem Schlaganfall mit 480 Patienten einschloss, von Pang und Kollegen der Entschluss gefasst, das Fitnesstraining nach einem Schlaganfall die maximale Gehgeschwindigkeit, den maximale Sauerstoffverbrauch und die Gehstrecke in einem 6 Minuten Test verbessert. Auch zeigten Saunders und Kollegen, dass kardiovaskuläres Training die Gehfähigkeit verbessern kann, was Sie mit 24 randominisierten und kontrollierten Studien mit insgesamt 1147 Patienten nach einem Insult herausfanden (vgl. Pang et al. 2006). Aber auch der prophylaktische Einfluss für das Auftreten von chronischen Kopfschmerzen, die nach einem Schlaganfall auftreten können, gehören zu den Vorteilen eines aeroben Herz-Kreislauf Trainings (vgl. van Schayck 2007: S.160).

Bei allen Therapieangeboten musste an die Durchblutungsstörungen, die die Patienten im Gehirn hatten, gedacht werden. So sollte Übungen mit einem abwärts geneigten Kopf, pralle Hitze und Sonne, Vermeidung von Übungen mit starkem pressen, insbesondere bei Patienten mit arterieller Hypertonie und schlagartige Drehbewegungen des Kopfes vermieden werden (vgl. Berg et al. 2011: S.25).

## 4.2 Möglichkeiten der psychomotorischen Intervention

Aufgaben der Sporttherapie im Rahmen der psychomotorischen Intervention ist die Vermittlung des Wiedergewinn und Vertrauen in die Fähigkeiten des eigenen Körpers, sowie eventuell die Herstellung einer Lebensbejahenden Einstellung (vgl. Schüle 1999: S.34). Denn: „Ungefähr 40 Prozent aller Schlaganfallpatienten behalten eine langfristige, die sozialen Kontakte deutlich einschränkende Behinderung" (Sitzer et al. 2003: S.20) und auch die Häufigkeit von depressiven Syndromen und Anpassungsstörungen von 30-50% der Schlaganfallpatienten gilt es hier zu beachten (vgl. van Schayk 2007: S.166). Aus diesem Grund besitzen hier die Gruppenangebote, welche im Rahmen der Sporttherapie angeboten werden, als ergänzende medizinische Leistung einen hohen Stellenwert und erfüllen alle Anforderungen an eine soziale und medizinische Rehabilitation. Damit ist die komplette, beziehungsweise bestmögliche Wiederherstellung der körperlichen, geistigen und psychischen Leistungsfähigkeit, mit dem Ergebnis der sozialen Wiedereingliederung und Partizipation an der Gesellschaft gemeint (vgl. Berg et al. 2011: S.11 f.), weshalb gerade hier das Modell der ICF eine große Bedeutung zu Teil wird, nämlich den Patienten nicht nur aus Körperfunktioneller- und Struktureller Sicht, sondern als großes ganzes zu sehen.

In der Klinik am Rosengarten konnte man den positiven Einfluss dieser Gruppenangebote zum Beispiel bei dem Terraintraining sehen, da sich dort in einer entspannten Atmosphäre unterhalten wurde und jeder zumindest für die kurze Zeit, auf seine eigene Weise, sei es beispielsweise durch den Austausch mit Gleichgesinnten oder einfachem Späße erzählen, von seinen Sorgen und Problemen, die diese Krankheit zweifelsohne mit sich bringt, abschalten konnte.

Da eine neurologische Rehabilitation aber nicht unendlich lange dauert, stellt sich auch hier eine die bekannte „Nachstellproblematik", wenn das „Wohin?" nach der beschützenden Klinik nicht beantwortet werden kann (vgl. Schüle 1999: S.34). Was zu dem letzten Teil der Rehabilitationskette, nämlich der Nachsorge führt, die eine berufliche und soziale Wiedereingliederung, sowie die Eingliederung in das alltägliche Leben als ihre Aufgaben ansieht und sich auf den verbleibenden, bei dieser Krankheit, stark von Patient zu Patient unterschiedlichen Ressourcen, aufbaut (vgl. Berg et al. 2011: S.37). Diese sollten sich an dem Sport der Reha-Klinik orientieren und am besten mit der stationären Therapie verzahnt sein (vgl. Schüle 1999: S.34).

Der Rehabilitationssport wird als ein einheitliches Konzept verstanden, welche körperliche, aber besonders auch geistige, soziale und psychische Komponenten beinhaltet (vgl. Berg et al.: S. 12).

Ziele sind unter anderem die Unterstützung einer verbesserten Bewältigung von Alltagssituationen, Betonen und einbeziehen der individuellen Bedürfnisse, Verhinderung oder Verminderung der krankheitsbedingten Isolation durch die Integration in eine Gruppe oder auch die Erhaltung, Förderung und Wiederherstellung von Bewegungsfunktionen, sowie der Koordination (z.B. gezielte Greiffunktionen) und Wahrnehmung des eigenen Körpers. Positive Aspekte gibt es dabei nicht nur für den Patienten selber, sondern auch für die Angehörigen. Positiv für die Angehörigen und Betroffen bei dem Rehabilitationssport ist die Möglichkeit, ihren Bewegungsapparat, sprich Arme, Beine etc. in Schwung zu bringen, an einem Austausch mit ähnlichen betroffenen Teilzunehmen, Spaß an der sportlichen Aktivität zu haben und diese in den Alltag einzubeziehen, sowie Anregungen für die verbesserte Bewältigung von Alltagssituation zu übernehmen (vgl. ebd.: S.23 ).

Ziele für die betroffen könnten zum Beispiel Verringerungen von neurologischen Folgen, wie zum Beispiel einer Spastik sein. Auch kann es zur (Wieder)Entdeckung von Spaß und Freude an der Bewegung, zu neuem Selbstvertrauen oder einer verbesserten Selbsteinschätzung, beziehungsweise dem Erkennen von Stärken und Schwächen kommen. Günstige Effekte auf die Risikofaktoren wie Diabetes, Bluthochdruck oder Adipositas könnten genauso gut zu den Zielen gehören. Wie man sieht, lassen sich Ziele der Schlaganfallpatienten aufgrund dem nicht einheitlich definierten Krankheitsbild schlecht pauschalisieren (vgl. ebd.: S.12).

Trotzdem sollte gesagt werden, dass es für den Betroffenen genauso wichtig sein kann, das Angebot des Rehabilitationssport alleine zu nutzen, was die Angehörigen dann in vielfältige Aufgaben, die das Betreuen und Pflegen von Schlaganfallpatienten mit sich bringen, investieren können (vgl. ebd.: S.13 ).

## 5. Fazit/ Reflexion

Zusammenfassend lässt sich sagen, dass der Sammelbegriff des Schlaganfalls, aufgrund seiner unterschiedlichen Krankheitsformen und daraus resultierend auch Symptomen und Ursachen, bei der Rehabilitation nicht auf den einen gemeinsamen Nenner kommt. Damit soll ausgedrückt werden, dass es nicht „die" eine beste Methode zur Behandlung von Schlaganfällen gibt.

Trotzdem haben Personen nach einem Insult immer wieder mit gleichen Problemen, wie einer Hemiparese oder Sprachstörungen zu kämpfen. Diese Probleme sollten in einer Rehabilitation von einem interdisziplinären, zusammenarbeitenden Team, mit Experten für die jeweiligen Bereiche und Aufgaben, behandelt werden.

Auch zeigt die Forschung, dass gerade in der Sekundärprävention, besonders in den ersten Stunden nach einem Ereignis, besondere medikamentöse Behandlungen Sinn machen, es anschließend aber auch wieder auf die genaue Erkrankung ankommt.
Gerade in der Primärprävention gibt es aber einheitliche Risikofaktoren, die das Risiko für einen Apoplex erhöhen. Aus diesem Grund, sollte bereits vor dem Ereignis des Insults, etwas Unternommen werden, damit sich so ein doch sehr schreckliches, je nach Ausprägung, mal mehr und mal weniger die Lebensqualität einschränkender Vorfall, vermeiden lässt.

Für die Sporttherapie im speziellen heißt das, Ausdauertraining, Laufbandtherapien oder verschiedene Gruppenangebote, die auf die Probleme von Patienten nach einem Insult angepasst sind und in Therapiehallen, Trainingsräumen, im Wasser oder an der frischen Luft stattfinden, tragen maßgeblich zu der bestmöglichen Genesung der Patienten bei.

Sehr wichtig dabei ist aber auch die soziale und psychische Betreuung, wie das Vermitteln von Spaß, Freude oder Zuversicht mit, beziehungsweise durch Sport und Bewegung, da gerade Schlaganfallpatienten in diesen Bereichen große Probleme aufweisen.

Des Weiteren muss hinzugefügt werden, dass gerade der Nachsorge im Rahmen des Rehabilitationssports eine sehr große Bedeutung zu Teil wird, da speziell dort die Kompensationsmechanismen zur Alltagsbewältigung des Schlaganfalls zum Teil entwickelt, beziehungsweise nach der Reha weiterentwickelt werden und besonders eine kontinuierliche Begleitung durch das Leben nach einem Schlaganfall stattfindet.

# Literaturverzeichnis

BAR (Bundesarbeitsgemeinschaft für Rehabilitation) (o.J.): Die Konzeption der ICF, das bio-psycho-soziale Modell.

URL: https://www.bar-frankfurt.de/themen/icf/grundlagen-der-icf/das-bio-psycho-soziale-modell.html (Abruf 05.04.2020).

Berg, Tonja et al. (2011): Leitfaden „Sport nach Schlaganfall." Gütersloh: Stiftung Deutsche Schlaganfall-Hilfe.

Berlit, Peter (2014): Basiswissen Neurologie. Heidelberg: Springer Verlag.

Bölle, Sandra (2005): Evaluation von Rehabilitationssport nach Apoplex. Hamburg: Diplomica GmbH.

Dölken, Mechtild und Hüter-Becker, Antje (2010): Physiotherapie in der Neurologie. Stuttgart: Georg Thieme Verlag.

Füsgen, Ingo (1995): Schlaganfall. München: MMV, Medizin-Verlag.

Herterich, B. et al. (2004): Laufbandtherapie für Patienten nach ischämischen Hirninfarkt. In: Die Rehabilitation. Stuttgart: Georg Thieme Verlag. S.137-141.

Knecht, Stefan et al. (2011): Rehabilitation nach Schlaganfall. In: Deutsches Ärzteblatt, Heft Nummer 36. S.600-606.

Mayer (o.J.): Lähmungen, was man darunter versteht und wie sie zustande kommen.

URL: http://www.neuro24.de/laehmungen.htm (Abruf 16.04.2020).

Mehrholz, Jan (2012): Wichtig: Ausdauertraining nach Schlaganfall. In: neuroreha Ausgabe 4. Stuttgart: Georg Thieme Verlag. S.178-183.

Nonnemacher (2019): Horner Syndrom.

URL: https://medlexi.de/Horner-Syndrom (Abruf 14.04.2020).

Nückel, Martin (2013): Risikofaktoren eines Schlaganfalls. In: Pflegewissen Stroke Unit. Berlin: Springer Verlag. S.33-40.

Ringelstein, Bernd und Nabavi, Darius (2007): Der ischämische Schlaganfall. Stuttgart: Verlag W.Kohlhammer GmbH.

Sarikaya, Hakan und Arnold, Marcel (2015): Medikamentöse Sekundärprävention. In: InFo Neurologie und Psychatrie, Ausgabe 5/2015. Berlin: Springer Medizin Verlag GmbH. S.10-13.

van Schayk, P.H. (2007): Schmerzen und zentraler Schmerz nach Schlaganfall. In: Neuro Geratrie, Ausgabe 4/2007. Bad Honnef: Hippocampus Verlag. S.159-169.

Schrader, J. und Lüders, S. (2011): Prävention des Schlaganfalls durch Blutdrucksenkung. In: Deutsche Medizinische Wochenschrift 136(40). Stuttgart: Georg Thieme Verlag KG. S.2045-2049.

Schüle, Klaus (1999): Sport von Menschen mit Behinderung in Rehabilitation und Therapie. Aus: dvs-Informationen, Heft Nummer 3. S.32-34.

Schulz, J.B. (2011): Neurologie...in 5 Tagen. Aachen: Springer Verlag.

Sitzer, Mathias et al. (2003): Der Schlaganfall- eine Herausforderung für die klinische Forschung. In Forschung Frankfurt, 3-4./2003. S.19-26.

Stiftung Deutsche Schlaganfallhilfe (o.J.): Mögliche Folgen eines Schlaganfalls. URL:          https://www.schlaganfall-hilfe.de/de/verstehen-vermeiden/folgen-eines-schlaganfalls/allgemein (Abruf 07.04.2020).

Abbildungen:

Abb. 1: Ringleb et al. 2016: Zerebrale Durchblutungsstörungen: ischämische Hirninfarkte. Aus: Neurologie. Berlin-Heidelberg: Springer Verlag. S.179-240.

Abb. 2: DIMDI (o.J.: o.S.): Wechselwirkungen zwischen den Komponenten der ICF. URL: https://www.dimdi.de/dynamic/de/klassifikationen/icf/ (Abruf 08.04.2020).

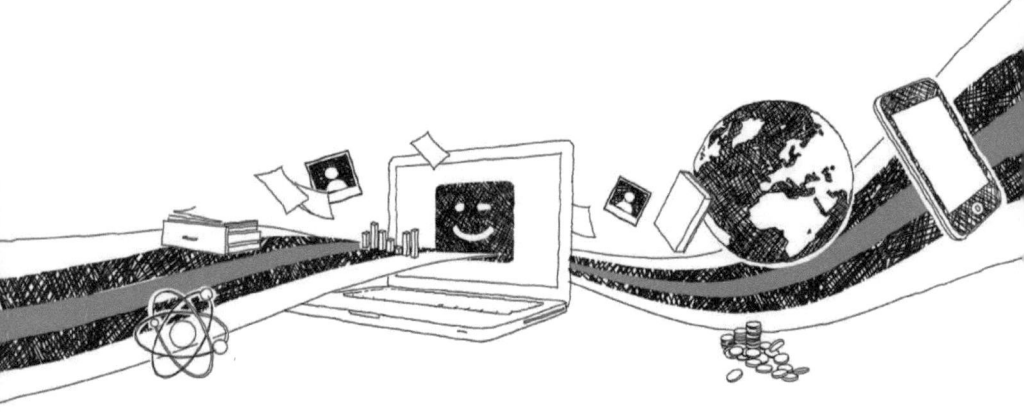
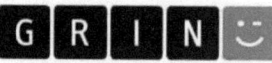